GENÈSE

DE

L'ACIDE URIQUE DE LA GRAVELLE

ET DE

LA GOUTTE

MOYENS A LEUR OPPOSER

PAR

LE Dr P. BOULOUMIÉ,

Médecin consultant aux Eaux minérales de Vittel (Vosges),
Médecin-major de l'armée, démissionnaire,
Membre de la Société de Médecine pratique de Paris.

Communication faite à la Société de Médecine de Rouen.

ROUEN

IMPRIMERIE LÉON DESHAYS

Rue Saint-Nicolas, 28 et 30.

—

1874

GENÈSE

DE

L'ACIDE URIQUE DE LA GRAVELLE ET DE LA GOUTTE.

TRAVAUX DU MÊME AUTEUR :

Du CATARRHE VÉSICAL et de son traitement par les eaux minérales de Vittel (Vosges), 1866.

De LA BLENNORRHÉE et de son traitement par les insufflations de poudres médicamenteuses, 1867.

Des INJECTIONS HYPODERMIQUES DE MORPHINE dans la région lombaire pour empêcher les érections, 1868.

DISCOURS D'OUVERTURE, prononcé a la Séance publique d'inauguration de la Société des Sciences médicales de Toulouse, 1869.

Considérations générales sur les DYSPEPSIES, la GRAVELLE et la GOUTTE, 1873.

TUBERCULISATION URINAIRE primitive, 1874.

Des URINES AMMONIACALES, 1874.

Considérations générales sur la PATHOGÉNIE des maladies de la PROSTATE et PROSTATITE SUBAIGUE, 1874.

Quelques mots sur certaines MODIFICATIONS DES URINES, 1874.

GENÈSE

DE

L'ACIDE URIQUE DE LA GRAVELLE

ET DE

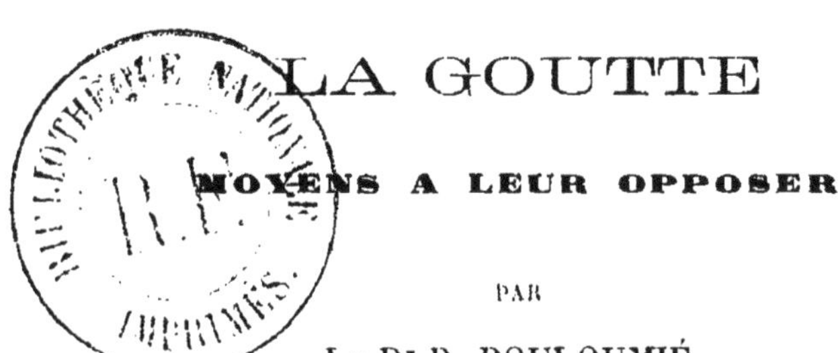

LA GOUTTE

MOYENS A LEUR OPPOSER

PAR

LE Dr P. BOULOUMIÉ,

Médecin consultant aux eaux minérales de Vittel (Vosges),
Médecin-major de l'armée, démissionnaire,
Membre de la Société de Médecine pratique de Paris.

Communication faite à la Société de Médecine de Rouen.

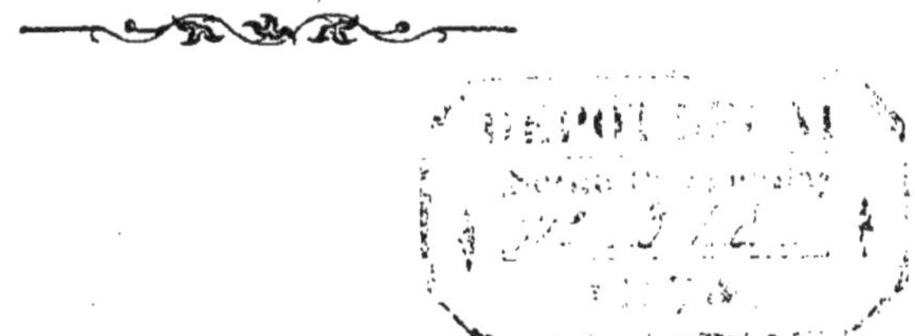

ROUEN

IMPRIMERIE LÉON DESHAYS

Rue Saint-Nicolas, 28 et 30.

—

1874

GENÈSE

DE

L'ACIDE URIQUE DE LA GRAVELLE ET DE LA GOUTTE

MOYENS A LEUR OPPOSER.

Messieurs,

Vous avez fait un si bienveillant accueil au travail qui m'a valu l'honneur de faire partie de votre Société, que je ne crains pas de venir vous demander quelques instants d'attention pour vous faire part aujourd'hui des recherches et observations que j'ai pu faire et recueillir depuis sur le même sujet.

Je m'étais efforcé de montrer l'enchaînement qui existe entre certains troubles digestifs, la gravelle et la goutte. De nombreuses observations sont venues confirmer les idées que je soutenais alors et m'ont montré les relations intimes qui unissent ces affections à divers autres états pathologiques.

C'est précisément à Rouen, au Congrès médico-chirurgical de 1863, que furent, pour la première fois, nettement formulées, par M. Aug. Mercier, les idées que je cherche à faire prévaloir au sujet de la pathogénie de la gravelle et de la goutte.

Ayant observé que tous les graveleux éprouvaient ou avaient éprouvé antérieurement, et pendant un temps assez long, des troubles des voies digestives, il considérait ces derniers comme les causes des sédiments et concrétions urinaires primitives. « Pour « moi, disait cet auteur aussi éminent que convaincu, « la diathèse urique dépend d'une élaboration insuf- « fisante des aliments, de digestions dont les produits « ne sont pas assez complétement transformés pour « entrer dans la composition de nos tissus, et qui, « n'arrivant pas même à l'état d'urée dont la solubi- « lité faciliterait l'élimination, restent à un degré in- « férieur d'oxydation, à celui d'acide urique. »

J'approuverais entièrement ces idées si M. Mercier comprenait dans le terme de dyspepsie non-seulement les troubles digestifs proprement dits, mais aussi les modifications anormales qui se produisent dans les éléments mêmes des tissus.

Le terme de dyspepsie doit comprendre, à mon sens, les troubles nutritifs de la cellule, et l'on peut affirmer aussi bien l'existence d'une dyspepsie cellulaire que celle d'une dyspepsie stomacale ou intestinale. Les produits de désassimilation que l'on retrouve dans les urines prouvent que l'on n'a pas affaire, comme le pensent un certain nombre de physiologistes, à une destruction complète des éléments cellulaires; car on ne retrouve pas simultanément dans le plus grand nombre des cas et les résidus azotés organiques et les résidus salins inorganiques. C'est là ce qui m'engage à distinguer deux altérations différentes des urines, caractérisées : l'une, par une élimination exagérée d'azote (azoturie) ; l'autre, par une élimination exagérée de sels minéraux (halurie). J'ai proposé ce mot d'halurie (de ἅλς, sel ; οὖρον, urine), pour indiquer qu'il y a coexistence, en pareil cas, dans l'urine d'un excès des divers sels, parce que j'ai eu maintes fois l'occasion de remarquer que la phosphaturie s'accompagne le plus souvent de chlorurie et de sulfaturie, et réciproquement, et que, par conséquent, ces divers termes, jusqu'à présent employés, impliquent une idée sinon entièrement fausse au moins incomplète.

Dans les maladies dont je désire aujourd'hui vous entretenir quelques instants, c'est l'acide urique qui joue le principal rôle ; aussi, avant de passer à l'étude de ce composé et de ses variations dans les maladies, me permettrai-je de rappeler, en peu de mots, les opinions émises sur son mode de formation, et de vous donner à ce sujet ma manière de voir. De nombreuses expériences, celles de Strahl et Lieberkuhn de Pawlinoff, entre autres, ne laissent pas de doute sur la manière dont l'acide urique apparaît dans les urines. L'examen du sang avant et après son passage à travers le rein montre qu'il n'y a là qu'une simple séparation et non une formation de composé nouveau, une véritable sécrétion. Mais si les physiologistes sont d'accord sur ce point, ils n'en est plus de même au sujet du lieu où l'acide urique prend naissance. Il naît dans les capillaires, dit

M. Dumas; dans les tissus fibreux, dit M. Robin; dans la rate, dit Scherer; dans les globules rouges, dit Lionel Beale; dans les divers tissus, disent Bischoff et Voit; dans les produits de digestion et dans les tissus, disent Boussingault, Bence Jones, Golding Bird.

On le voit, il est, après cette énumération, bien difficile de rien conclure de précis au sujet de l'origine de l'acide urique, si ce n'est cependant qu'il se retrouve dans tous les éléments, dans à peu près tous les tissus solides ou liquides.

Quant à son mode de formation, c'est la théorie chimique qui s'est chargée, jusqu'à présent, de l'expliquer en disant que l'acide urique, étant un produit azoté moins oxydé que l'urée, provenait d'un défaut de proportion entre l'oxygène et l'azote dans l'organisme. Acide urique ou matière azotée incomplètement comburée sont dès-lors synonymes : mais des faits sont là, nombreux et concluants, qui s'élèvent contre cette interprétation, tels sont : la production excessive d'acide urique chez les oiseaux de mer, chez les individus respirant un air suroxydé (Claude Bernard), chez les individus livrés à un exercice violent (Voit, M. Byasson); la diminution de production urique chez les chlorotiques et autres malades atteints d'hypoglobulie et privés, par conséquent, d'oxygène. C'est par le fait d'une perversion dans les fonctions d'assimilation et de désassimilation que se forme l'acide urique en excès, parce que c'est par le fait de la désassimilation des éléments cellulaires qu'il apparaît physiologiquement dans l'économie.

Il y a dans l'acte digestif de la cellule des phénomènes analogues à ceux qui se passent dans l'acte digestif gastro-intestinal. Il y a dans les fecès des substances non digérées, des subtances digérées imcomplètement et des produits de sécrétion; il y a de même, dans les substances et les composés abandonnés par la digestion de la cellule, des produits correspondants. Que dans les deux cas il y ait défaut de rapport entre l'aliment au point de vue de sa quantité ou de sa qualité et l'organe chargé de l'élaborer, il y aura un trouble dans l'accomplissement de l'acte digestif et une modification dans les produits expulsés. C'est là ce qui existe dans le cas de production urique exagérée, dans la goutte, dans la gravelle urique.

L'observation montre aussi bien et mieux encore que les considérations théoriques la relation intime qui existe entre les dyspepsies, la gravelle et la goutte. Il ne faudrait cependant pas en inférer que si la gravelle et la goutte sont toujours liées à la dyspepsie, la dyspepsie est toujours accompagnée ou suivie de gravelle ou de goutte. Ce serait là une exagération dont l'observation ferait bientôt justice.

Permettez-moi maintenant de vous dire quelques mots des désordres qu'entraîne l'excès d'acide urique dans l'économie, quelles sont ses voies d'élimination, et quels sont les moyens à opposer à ses manifestations.

Dans une série d'expériences intéressantes, faites sur des chiens, M. Gigot-Suard a observé que les lésions cutanées, muqueuses et pulmonaires se sont montrées les plus fréquentes et plus profondes, par ingestion de 2 à 4 grammes d'acide urique en vingt-quatre heures, pendant un à deux mois. Les reins n'ont présenté qu'un certain degré de congestion, qu'on peut rapporter : d'une part, à l'influence exercée sur les organes en général par la présence en excès du produit excrémentiel; d'autre part, au surcroit d'activité imposé par les besoins de l'élimination.

J'ai vu pour ainsi dire constamment chez les uriques des manifestations cutanées : l'eczéma, intertrigo surtout; et M. Pidoux, il y a quelques années, a appelé l'attention sur la transformation des maladies que l'on traite à Vichy en maladies que l'on traite aux Eaux-Bonnes.

Les résultats de l'expérience concordent donc avec ceux de l'observation clinique, et je crois pouvoir, de cet ensemble, déduire cette conclusion que la voie naturelle d'élimination de l'excès d'acide urique est le rein, et que les manifestations du côté de la peau et des muqueuses étant imminentes et se montrant, soit dans les expériences déjà citées, soit après le traitement perturbateur fait avec les eaux alcalines fortes de Vichy, il ne faut agir ni sur la peau d'une manière active, ni sur l'état général d'une manière trop rapide et trop énergique pour obtenir cette élimination.

J'ai plusieurs fois observé la concomitance de la goutte ou de la gravelle et d'accidents pulmonaires ou cutanés, emphysème (temporaire le plus souvent) amenant des accès d'asthme, éruptions eczémateuses. La disparition brusque de l'un de ces accidents ramenait l'autre. Combien de fois n'a-t-on pas vu des accidents plus graves se manifester, la mort même survenir chez des malades, dont la diathèse urique ne donnait plus lieu depuis quelques temps à ses manifestations habituelles, trop brusquement supprimées par une médication intempestive.

Pour me résumer et conclure, je dirai :

1° Que la gravelle et la goutte sont intimement liées à la dyspepsie;

2° Que, par dyspepsie, il faut entendre non-seulement les troubles survenant du côté des premières voies, mais encore les troubles survenant dans la digestion cellulaire;

3° Que les résultats de la dyspepsie cellulaire se manifestent par des modifications du côté des urines, se traduisant, suivant les cas, par l'azoturie ou l'halurie;

4° Que l'acide urique est un produit de digestion de la cellule et que son excès témoigne d'une digestion imparfaite, liée, soit à un défaut de qualité du sang, soit à un défaut de fonctionnement de la cellule;

5° Que c'est par le rein que se fait, avec le moins de danger et le plus naturellement, l'élimination de l'acide urique.

Passant maintenant à la pratique, permettez-moi de vous faire part de quelques observations.

« A maladie chronique, médication chronique, » a dit Trousseau. A maladie générale, médication générale, disent tous les praticiens.

Quel est, d'après cela, le traitement à administrer contre la dyspepsie confirmée (deuxième ou troisième période des auteurs), contre la goutte, contre la gravelle, considérant même chacune de ces maladies isolément?

Parlant de la dyspepsie ancienne, Trousseau dit : « Dans la majorité des cas, un traitement mixte doit être employé. »

Bruiton : « Ce n'est pas par les drogues qu'on guérit les dyspepsies. »

Beau : « Il faut se garder des moyens énergiques, » etc., etc.

Tous les auteurs, au contraire, disent que les modificateurs hygiéniques sont seuls utiles et très-efficaces.

De plus, dans les périodes avancées, on ne peut plus compter sur les médicaments, peu ou point tolérés, toujours mal digérés.

Aussi voit-on alors préconiser le grand air, la campagne, promenade, voyages, l'hydrothérapie, les bains de mer, les eaux minérales, comme les seules ressources dans le cas où tous les traitements ordinaires ont échoué. Mais pourquoi attendre ainsi pour s'adresser à eux que l'affection ait déjà fait des ravages presque irrémédiables. Pourquoi reléguer ainsi ces moyens, reconnus les meilleurs et les plus surs dans les cas les plus graves, au dernier plan, alors que la pratique en a reconnu les avantages même dans les circonstances exceptionnellement défavorables.

Dans la goutte, on administre les purgatifs, les diurétiques, les sudorifiques, les sédatifs de la circulation. Ces diverses médications ont été longtemps et souvent expérimentées, et ce n'est que depuis un certain nombre d'années que l'on a très-largement et presque exclusivement appliqué l'une d'elles, la médication diurétique, par le traitement hydro-minéral, et que les succès obtenus ont fait renoncer à peu près entièrement aux autres.

Mais auquel de ces modificateurs accorder la préférence? Le nombre des eaux vantées contre la goutte et la gravelle est bien grand, et les affirmations au sujet de leur mode d'action manquent moins que les preuves.

Les eaux minérales alcalines faibles sont de tous les moyens ceux qui, au prix des moindres dangers, peuvent combattre le plus efficacement la goutte. Voilà ce que l'expérience a démontré, et ce que j'appuierai tout à l'heure de quelques preuves. Mais, suivant le moment où le mal est attaqué, les moyens à employer sont différents. On peut les résumer ainsi :

PENDANT L'ACCÈS :

Au début : Quinine, digitale et colchique;

Pendant : Sangsues, onctions belladonées, choux-rouge, enveloppement dans un tissu ou un enduit imperméable, patience et flanelle.

APRÈS L'ACCÈS :

Massages, douches d'air chaud, suivies de frictions légèrement stimulantes.

LOIN DE L'ACCÈS :

Eaux minérales (dites alcalines faibles) aux sources même Vittel, bains de vapeur sèche, sels de lithine, (carbonate ou mieux benzoate de lithine ferrugineux) à associer aux eaux minérales de Vittel transportées.

Sous l'influence des eaux de Vittel, les fonctions digestives se rétablissent. Les accès diminuent de fréquence et d'intensité. Les articulations deviennent plus mobiles. Avec les eaux alcalines fortes, il faut toujours craindre des métastases. Il faut redouter surtout l'anémie et la cachexie. La goutte, anémie par elle-même, il ne faut pas l'oublier, et c'est l'anémie qui marque la première étape de la cachexie.

Dans la gravelle : Les mêmes indications que dans la goutte se présentent, mais il y a encore un élément de plus à combattre, quelquefois même plusieurs. Ce sont : 1° La présence de calculs déjà formés ; 2° souvent les affections concomitantes, pyélo-néphrite, catarrhe lithogène de Meckel, catarrhe de la vessie, goutte militaire, etc.

Si l'on a affaire à une gravelle urique, les eaux alcalines faibles sont indiquées ; il n'y a là rien que de très-naturel, si on songe aux actions qu'elles exercent :

Action antidyspeptique ;

Action antiurique ;

Action expulsive, terme qui, malgré son peu de

précision physiologique, exprime très-bien l'effet obtenu.

Deux éminents confrères : l'un, le Dr Cabrol, médecin principal de l'armée, qui a longtemps pratiqué dans les stations thermales; l'autre, le Dr Mallez, qui, par la spécialité à laquelle il se consacre, ont vu de nombreux uriques, me disaient dernièrement : « Il faut éviter d'anémier les goutteux et les graveleux, il faut seulement leur faire une saignée urique. »

Je partage entièrement cette manière de voir, et c'est ainsi qu'agissent, du moins en grande partie, les eaux de Vittel loin de la source.

Prises sur les lieux mêmes où la nature les a fait sourdre, elles exercent une action plus complète et plus profonde. Tout un ensemble de circonstances favorables concourt au succès du traitement, et une amélioration des plus notables est la règle.

Les phénomènes subjectifs qui se produisent peuvent se résumer ainsi :

AU POINT DE VUE DE L'ÉTAT GÉNÉRAL :

1° Retour de l'appétit;

2° Régularisation des digestions et de l'assimilation;

3° Retour du sommeil pendant la nuit;

4° Diminution de la sensation de faiblesse, malgré une lassitude générale marquée et une certaine tendance au sommeil;

5° Augmentation notable des forces (chez les malades affaiblis au moment de leur arrivée), mais toujours avec un certain degré de lassitude.

AU POINT DE VUE DE L'ÉTAT LOCAL :

Du côté de l'estomac : activité plus grande, — digestion plus rapide et plus facile;

Du côté du tube digestif : selles plus fréquentes, les matières sont plus molles, surtout dans la matinée, le plus souvent noirâtres;

Du côté des reins : pas de douleurs vives, à moins que, dans le cas de gravelle, la quantité d'eau ingérée n'ait été trop grande;

Du côté de la vessie : quelquefois un peu de ténesme, contractions plus énergiques, la vessie se vide mieux;

Du côté de l'urèthre : sensation de chatouillement au gland, quelquefois ardeur en urinant pendant la première moitié du traitement;

Du côté des articulations : chez les goutteux, dans les premiers jours, rien; puis, au bout de quelques jours, sensation de chatouillement, quelquefois même d'élancements qui font craindre un accès; enfin, sédation et amélioration notable au point de vue de la douleur et de la mobilité;

Facies : plus de gaîté, impressionnabilité régularisée.

PHÉNOMÈNES OBJECTIFS :

Etat des urines : au début, peu de changement;

Au bout de 3 ou 4 jours elles sont plus abondantes et plus limpides;

Graviers et sables : l'élimination des sables et graviers n'a pas lieu avant une dizaine de jours environ, souvent plus tard. La partie éliminée d'abord est celle qui s'est formée le plus récemment;

Etat des articulations : 1° Rien; 2° Chaleur, chatouillements, quelquefois élancements; 3° Diminution du gonflement et de la sensibilité; 4° Augmentation de mobilité.

A propos des modifications apportées dans les produits uriques expulsés avec l'urine, permettez-moi de vous soumettre quelques planches qui vous feront mieux juger de l'action des eaux minérales de Vittel. J'ai réuni aux résultats de l'analyse chimique ceux de l'examen microscopique qui nous montre quelques faits intéressants à signaler et qui, après des observations plus nombreuses, pourront permettre d'établir certaines lois jusqu'à présent seulement entrevues. J'ai remarqué, les quelques dessins que j'ai l'honneur de vous soumettre en font foi, que, sous l'influence des eaux, les cristaux uriques, en même temps qu'ils forment au fond du vase un dépôt moins abondant, subissent certains changements à peu près constants: retour vers la forme normale des cristaux, diminution de coloration, diminution d'épaisseur, et enfin disparition (dans l'urine observée à l'émission ou quelques heures après). En second lieu, j'ai remarqué que du huitième au douzième jour, au moment où s'accuse la crise urinaire qui se traduit par quelques phénomènes généraux aussi bien que par la surexcitation de tout l'appareil, il y a élimination passagère d'acide oxalique uni à la chaux, ne durant généralement pas plus de trois à quatre jours.

A quoi tient cette élimination? A une désassimilation exagérée évidemment sous l'influence de la polyurie artificielle produite par l'ingestion de l'eau.

Volher et Frerichs ont observé l'élimination d'oxalate de chaux après l'ingestion d'acide urique, et Neubauer, dans les mêmes conditions, a vu l'urée augmenter et l'oxalate de chaux apparaître. Gallois, qui a fait de l'acide oxalique dans l'organisme une étude spéciale, dit que cet acide, et par suite l'oxalate de chaux, paraît résulter d'une combustion plus avancée de l'acide urique ou des éléments qui devaient le constituer.

La chimie nous montre qu'un équivalent d'acide urique par absorption de quatre équivalents d'eau et de quatre équivalents d'oxygène, en passant successivement à l'état d'alloxane, d'acide parabanique et d'acide oxalurique, finit par se décomposer en deux équivalents d'urée, deux d'acide carbonique et deux d'acide oxalique; c'est donc le retour vers la désassimilation normale que marque l'émission oxalique. C'est en effet à partir de ce moment que les cristaux d'acide urique se montrent moins nombreux, moins épais, moins colorés et sous des formes plus simples.

Il y a donc, durant le traitement hydro-minéral, une période pendant laquelle il y a suractivité formatrice d'éléments azotés de désassimilation, éliminés avant que l'urée seule les remplace à peu près complétement, avant que la régularisation entre les recettes et les dépenses de l'organisme soit obtenue et que les troubles nutritifs de la cellule se soient amendés comme l'ont fait d'abord les actes digestifs proprement dits.

L'analyse chimique a confirmé l'analyse microscopique, et j'ai trouvé dans ces faits l'explication des changements symptomatiques qui s'opèrent pendant les dernières périodes du traitement.

Discussion. — M. Dubreuil demande à l'auteur, s'il a fait usage dans les accès de goutte aiguë d'un moyen tout local et qui consiste à appliquer des couches de collodion sur l'articulation malade ; les patients éprouvent alors un soulagement immédiat et ils peuvent se livrer à des mouvements.

M. Foville rappelle que ce moyen est encore employé avec succès dans les affections exigeant un séjour prolongé au lit, en cas d'érythème du siége.

M. Bouloumié ne peut faire intervenir son expérience personnelle dans le débat, il n'a jamais employé le collodion pendant l'accès de goutte aiguë, pour remplir pareille indication. Cependant, l'emploi de ce moyen lui paraît éminemment rationnel, car il a quelques analogies avec les applications topiques de toiles gommées qui soulagent le malade en entretenant la moiteur sur le point lésé, et avec tous les enduits imperméables quels qu'ils soient qui suppriment les actions réflexes résultant de l'impression de l'air sur la surface cutanée.

M. Aubé demande ensuite à notre collègue, s'il a employé, pour calmer les accès de goutte aiguë, les réfrigérants appliqués, *loco dolenti*, et s'il a fait usage d'une médicamentation que Pillore appréciait beaucoup, l'aloès à petites doses, 50 centigr. tous les deux jours.

M. Bouloumié craint habituellement les réfrigérants, il les a employés cependant chez certains goutteux qui présentaient de l'arthrite du genou, dans le but de prévenir l'hydarthrose. Quant à l'aloès, serait-ce comme drastique que feu Pillore l'employait? Il pense qu'on doit renoncer aux purgatifs drastiques, à l'aloès en particulier, car ce médicament provoque en même temps la turgescence des vaisseaux hémorrhoïdaux surtout chez les gens prédisposés aux hémorrhoïdes. Il a été remarqué qu'il existe une certaine relation entre la goutte et les hémorrhoïdes, et il ne paraît nullement utile de provoquer l'apparition de ces dernières chez les goutteux.

M. Aubé. L'aloès agirait par absorption en modifiant l'économie; en général ce médicament est très-bien absorbé par la peau dépouillée de son épiderme. Il provoque même aussi des selles nombreuses.

M. Bouloumié. Tous les moyens de traitement des accès de goutte sont plus ou moins employés aux eaux, quand surviennent des accès aigus; mais ils n'agissent aucunement sur le diathèse; en les employant trop souvent, on rend la goutte chronique et c'est dans un établissement comme celui de Vittel qu'on voit surtout les goutteux chroniques et cachectiques. Personne ne songe a les adresser ailleurs, ils ont usé et abusé de Vichy, du colchique, de la liqueur Laville, pendant et entre les accès, et c'est pour cela qu'ils nous arrivent. Aussi, puis-je beaucoup mieux vous renseigner sur les effets éloignés des médications énergiques que sur leurs effets immédiats, et puis-je vous affirmer qu'ils sont déplorables et souvent irrémédiables.

M. Rousselin a connu un goutteux qui calmait ses douleurs par des applications de tabac en cataplasmes.

M. Bouloumié a vu pareil effet se produire avec des cataplasmes de choux rouges, et il pense que le tabac en applications locales ne peut être que favorable, mais en ayant soin d'envelopper la partie d'une toile imperméable pour produire un bain de vapeur local en même temps que l'action stupéfiante se manifeste.

M. Foville fait remarquer qu'il n'a été question dans la lecture qui vient d'être faite, que de la gravelle urique; il désirerait connaître l'opinion de M. Bouloumié sur la gravelle oxalique, qu'il croit être parfois consécutive à une affection inflammatoire d'une ou de plusieurs parties de l'appareil génito-urinaire, de l'urèthre, de la vessie, des uretères, des calices ou des reins eux-mêmes.

M. Bouloumié ne confirme pas cette opinion. Il a souvent observé à Vittel la gravelle oxalique; mais ses recherches ne lui permettent pas encore de conclure. Il a seulement observé souvent l'émission oxalique en dehors de toute inflammation manifeste d'un point quelconque de l'appareil urinaire.

Rouen. — Imp. Léon DESHAYS, rue Saint-Nicolas, 28 et 30.

COMPOSITION CHIMIQUE DES EAUX MINÉRALES DE VITTEL

(VOSGES)

1° GRANDE SOURCE

Sulfatée bicarbonatée mixte (M. Jacquemin, 1873).

Acide carbonique libre, faible quantité.		
Bicarbonates calculés avec la formule $CHMO^3$	de chaux	0.2025
	de magnésie	0.0737
	de soude	0.0510
	de lithine	0.0014
	de fer	0.0088
Phosphate de chaux		0.0023
Silicates	de chaux	0.0035
	de soude	0.0390
Sulfates	de chaux	0.6800
	de magnésie	0.1824
	de soude	0.1461
Chlorure de potassium, de sodium et de magnésium		0.0903
Traces de fluor, de strontiane, d'alumine, d'arséniate de fer, de manganèse, acide borique et matière organique		0.0420
TOTAL par litre		1.5230

2° SOURCE MARIE.

(O. Henry, 1855.)

EAU MAGNÉSIENNE CALCAIRE, CONTIENT PAR LITRE D'EAU :

	grammes.
Acide carbonique libre	fort peu
Bicarbonate de chaux / — de magnésie	0.310
Sulfate (supposé anhydre) de chaux	1.100
— de magnésie	1.020
— de soude	0.350
Chlorures alcalins et terreux	0.100
Silice alumine / Phosphate / Oxyde de fer (traces) / Matières organiques de l'humus	0.400
	3.280

NOTA. — Une nouvelle source dite *source salée*, récemment annexée à l'établissement de Vittel, me paraît appelée à remplacer avantageusement la source Marie comme eau purgative ; elle renferme, outre les sels de chaux et de soude, 2 grammes de sel de magnésie.

Composition chimique des Eaux minérales de Vittel (Vosges) :

(Suite.)

3° SOURCES DES DEMOISELLES.

(O. Henry, 1855.)

EAU FERRUGINEUSE BICARBONATÉE, CONTIENT PAR LITRE D'EAU :

	grammes.
Acide carbonique libre	0.080
Bicarbonate de chaux. . . . . — de magnésie.	0.730
— de protoxide de fer avec crénate et manganèse	0.041
Sulfate (suposé anhydre) de chaux.	0.440
— de magnésie. . . . . — de soude	0.610
Silice, alumine, phosphate, iode et principe arsenical (indices). . . . . Matières organiques de l'humus	0.480
	2.381

www.ingramcontent.com/pod-product-compliance
Ingram Content Group UK Ltd.
Pitfield, Milton Keynes, MK11 3LW, UK
UKHW020446220726
13923UKWH00005B/2366

9 782019 627645